AF611935

DE L'UTILITÉ

DES

EAUX MINÉRALES EN GÉNÉRAL

ET SPÉCIALEMENT

DES EAUX DE ROYAT,

DANS LE TRAITEMENT DES NÉVROSES ET DES NÉVRALGIES,

PAR

Le Docteur ARTANCE, de Clermont,

Lauréat du Concours de l'Académie impériale de médecine de Paris (Pour les maladies nerveuses),

MÉDECIN CONSULTANT A ROYAT.

Fons. . . . .
Infirmo capiti fluit utilis, utilis alvo.

L'eau qui jaillit ici est excellente pour fortifier la tête et l'estomac.

(HORACE.)

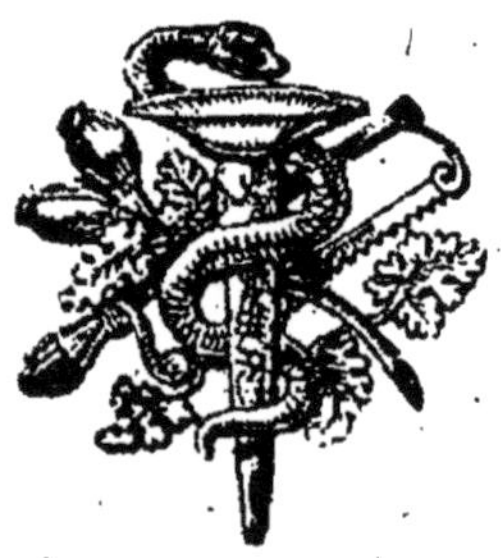

CLERMONT-FERRAND

TYPOGRAPHIE MONT-LOUIS, LIBRAIRE

Rue Barbançon, 2

1868

DE L'UTILITÉ

DES

EAUX MINÉRALES EN GÉNÉRAL

ET SPÉCIALEMENT

DES EAUX DE ROYAT

DANS LE TRAITEMENT DES NÉVROSES ET DES NÉVRALGIES

DE L'UTILITÉ

DES

EAUX MINÉRALES EN GÉNÉRAL

ET SPÉCIALEMENT

DES EAUX DE ROYAT,

DANS LE TRAITEMENT DES NÉVROSES ET DES NÉVRALGIES,

PAR

Le Docteur ARTANCE, de Clermont,

Lauréat du Concours de l'Académie impériale de médecine de Paris
(Pour les maladies nerveuses),

MÉDECIN CONSULTANT A ROYAT.

Fons............
Infirmo capiti fluit utilis, utilis alvo.

L'eau qui jaillit ici est excellente pour fortifier la tête et l'estomac.

(HORACE.)

CLERMONT-FERRAND
TYPOGRAPHIE MONT-LOUIS, LIBRAIRE
Rue Barbançon, 2
1868

POUR PARAITRE PROCHAINEMENT :

Par le même Auteur

DE LA MÉDECINE MORALE

DANS SES RAPPORTS SURTOUT AVEC LES MALADIES NERVEUSES

Un Volume in-8° de 400 à 500 pages.

N. B. — L'ébauche de cet ouvrage a été récompensée par l'Académie impériale de médecine de Paris (Concours des prix 1862).

AVANT-PROPOS

—

Madame de Sévigné, écrivant à sa fille, lui disait un jour :

« Ce ne sont point des paroles, ce sont des vérités. »

Quand il s'agit de donner des conseils à un malade, ou de formuler une prescription médicale, il serait rigoureusement nécessaire d'avoir sans cesse en vue cette maxime de l'illustre de Sévigné, parce que, dans une science comme la médecine, tout ce qui s'écarte du vrai, quelque vraisemblable que cela soit, précisément à cause de cette vraisemblance, est excessivement nuisible au progrès de l'art de guérir et à la santé publique.

Les individus affectés de maladies nerveuses sont presque toujours ridiculement crédules. On les voit aimant à consulter toutes les facultés, même les charlatans, aller de dupeur en dupeur, acheter par-ci par-là de l'espoir à chers deniers, et en conserver d'autant moins qu'ils en achètent davantage. Il faudrait être bien méchant pour tromper ces gens-là !

A ces infortunés et anxieux chercheurs de la santé, le médecin doit avoir le courage de dire : Mes amis, qui souffrez, méfiez-vous des belles promesses étayées d'une infinité de formules pharmaceutiques ; cessez d'ajouter foi à ceux qui voudraient vous faire avaler, sous formes de pilules ou de potions, etc., tous les éléments de la physique et de la chimie.

Un philosophe célèbre, je crois que c'est Bacon, a écrit ces mots, qui seront toujours vrais :

« La polypharmacie est la fille de l'ignorance; et la vieille école de Montpellier, qui

certes avait sa valeur, définissait la médecine « La science d'un tout petit nombre de médicaments employés avec sagesse, prudence et probité : Medicina est scientia paucorum remediorum probè adhibitorum. »

Conformément à cette belle définition, un célèbre docteur du siècle dernier, dont le nom m'échappe, faisait cet aveu bien sincère, qui honore autant sa modestie que son savoir :

« Quand je commençai à pratiquer la mé-
» decine, je connaissais vingt remèdes diffé-
» rents pour guérir une même maladie ;
» après quarante ans d'exercice de mon art,
» je connais vingt maladies, sans connaître
» de remède à leur opposer. »

De pareils principes et de tels aveux sont bien capables de rendre sobre le médecin dans l'emploi des médicaments et réservé dans ses promesses de guérison.

L'avocat consulté qui donne à son client sur une affaire plus ou moins importante un conseil à la légère, n'est pas un honnête homme ; mais il me serait bien difficile de qualifier le médecin qui, sans avoir étudié sérieusement et longtemps, distribuerait ses conseils, ses prescriptions, et prononcerait des arrêts souvent sans appel sur la santé et la vie de ses semblables.

C'est surtout lorsqu'il s'agit du traitement des maladies nerveuses que cette sobriété et cette réserve médicale trouvent leur application.

Ce n'est donc qu'après avoir lu et minutieusement médité les ouvrages de nos maîtres en l'art de guérir, après avoir pendant de longues années réfléchi sur l'utilité de la médecine morale en général et des eaux thermales en particulier, dans le traitement des maladies nerveuses, que je me permets de mettre au jour quelques réflexions sur cet important sujet.

Probablement encore n'aurais-je pas osé le faire, si une récompense obtenue au concours des prix de l'Académie de médecine de Paris, il y a quelques années, pour un mémoire concernant les affections nerveuses, ne m'avait encouragé, en me rendant plus chères ces études pleines d'intérêt mais aussi pleines de difficultés.

Du reste, j'ai mis à contribution, même pour ces quelques pages, un très-grand nombre d'auteurs, persuadé, selon l'enseignement d'un savant et judicieux médecin du commencement de ce siècle que, « la vraie théorie » ne saurait être l'ouvrage d'un seul homme : » la vie la plus longue et le génie le plus » vaste sont insuffisants pour tout apercevoir » et tout recueillir ; il faut donc recourir à » l'expérience de ceux qui nous ont précédés, » à celle de nos contemporains et y joindre » la nôtre. » (TOURTELLE, *Elém. de méd. théor. et prat.*)

Enfin, je crois devoir déclarer au commencement de cet opuscule, que si je n'ai pas le bonheur d'être toujours vrai dans le petit nombre d'indications thérapeutiques qu'il renferme, j'aurai du moins la satisfaction d'être toujours sincère, très-intimement convaincu qu'il ne saurait y avoir de trait d'union entre l'art de guérir et la politique. Le médecin doit se taire ou parler franchement.

Vel non docere, vel candidè docere.

(*Vander Linden*, Select. med. 637.)

DE L'UTILITÉ

DES

EAUX MINÉRALES EN GÉNÉRAL

ET SPÉCIALEMENT

DES EAUX DE ROYAT

DANS LE TRAITEMENT DES NÉVROSES ET DES NÉVRALGIES

I.

De l'application des Eaux minérales en général au traitemnet des maladies du système nerveux.

Veteres, solâ experientiâ ducti, divini quid inesse augurati sunt, inde aquas minerales salubres Manus Deorum esse exclamarunt.

Les anciens, guidés par l'expérience seule, ont pensé qu'il y avait quelque chose de divin dans les eaux minérales; c'est pourquoi ils ont appelé ces eaux salutaires les Mains des Dieux.

J.-J.-F. VICARIUS.

« Personne n'ignore, » disait à l'Académie de médecine, en 1839, le savant Ch. Patissier, » combien les affections nerveuses, telles que » l'hypochondrie, l'hystérie, la catalepsie, la » chorée, la migraine, les névroses gastro-

» intestinales, etc., sont rebelles aux agents
» pharmaceutiques. Les eaux minérales sont
» souvent le seul moyen efficace, la seule
» consolation qui reste dans ces maladies;
» elles réunissent toutes les conditions favora-
» bles pour le rétablissement des malades,
» savoir : le changement d'air, d'habitudes,
» de manière de vivre, l'éloignement des
» affaires, de toutes les causes de chagrin,
» enfin les charmes d'une société nouvelle. »

Bien longtemps avant Ch. Patissier, J.-J.-F. Vicarius, dans son *Hydrophilacium Novum* (*an.* 1699), avait proclamé ces vérités de médecine pratique, et elles ont été répétées par tous les hydrologues vraiment observateurs qui se sont succédé jusqu'à nos jours.

Ainsi qu'il est facile de s'en convaincre, quand on est ami de l'étude, la méthode de traiter les affections nerveuses par les eaux minérales n'est pas de découverte récente. On sait quel usage les anciens peuples, les Romains surtout, faisaient des eaux minérales et des bains.

Ulysse raconte comme il suit ses aventures dans le palais magique de Circé :

« Une nymphe apporta de l'eau, alluma du » feu et disposa tout pour le bain. J'y entrai » quant tout fut prêt ; on versa l'eau chaude » sur ma tête, sur mes épaules ; on me par- » fuma d'essences exquises ; et lorsque je ne me ressentis plus de la lassitude de tant de » peines et de maux que j'avais soufferts, et » que je voulus sortir du bain, on me couvrit » d'une belle tunique et d'un manteau ma- » gnifique. »

Sur la fin du quatrième siècle, le très-illustre Evêque d'Hippone sanctionnait de sa grande autorité l'efficacité incontestable des bains dans le traitement des affections du système nerveux.

« Je m'avisai d'aller au bain, dit ce père de » l'Eglise, pour adoucir la violence de mon » déplaisir, ayant ouï dire que ce nom » (Βαλανειον : chasse-tristesse) lui a été donné » par les Grecs, parce qu'il éloigne les in- » quiétudes de l'esprit. »

« Les bains tempérés sont de très-puissants » calmants dans toute espèce d'irritations » nerveuses, de maladies spasmodiques, et » dans les insomnies qui les accompagnent, » disent les auteurs de l'art. Bain (*Grand » Dictionnaire des Sciences médicales*). Les » ouvrages des anciens, et, parmi les moder- » nes, ceux de Fréd. Hoffmann, de Whytt, » de Lorry, de Pomme, de Marteau, de Mar- » card, etc., etc. sont remplis d'observations » qui en attestent les bons effets dans ces » maladies. »

Plût à Dieu, dit le célèbre Lorry, *De Melancholiâ*, tom. 2. p. 167, que l'usage que les anciens faisaient des bains pour combattre les maladies nerveuses déjà oublié parmi nous, y revive : *Ars vero illa apud nos deperdita utinam reviviscat!*

Pomme, dans son *Traité des Affections vaporeuses*, appuie fortement sur l'usage des bains pour combattre ces indomptables maladies.

La manière de voir de ces différents auteurs en cette circonstance est d'autant plus importante, que la plupart d'entre eux ont fait sur les maladies nerveuses des ouvrages très-sérieux, que la critique et le temps sont forcés de respecter. Les conseils qu'ils donnent, pour le traitement de ces affections, ne sont donc pas à dédaigner.

Ce qui a été dit des bains ordinaires et domestiques, s'applique à plus forte raison aux bains d'eau thermale.

« Le traitement des eaux minérales em-
» ployées à leur source, dit Bordeu, dans
» son excellent traité intitulé *Recherches*
» *sur les Maladies chroniques*, etc., ouvrage
» que l'on ne saurait lire trop souvent, est
» sans contredit de tous les secours de la
» médecine le mieux en état d'opérer, pour
» le physique et le moral, toutes les ré-
» volutions nécessaires et possibles dans les
» maladies chroniques. »

Ces effets salutaires se manifestent principalement auprès des sources thermales qui à une valeur thérapeutique intrinsèque joignent les avantages d'une heureuse situation : lorsqu'elles jaillissent, par exemple, au milieu d'un air pur, qu'elles sont entourées d'une végétation forte, vigoureuse, aromatique, et près desquelles on peut se livrer commodément à des exercices modérés et à des promenades variées et pleines de distractions.

Quand il s'agit donc de combattre des maladies désespérées, surtout chez de misérables victimes de la polypharmacie, chez des sujets dont la santé, altérée d'abord par quelque affection morbide, a été usée, pour ainsi dire, par les drogues, ou par des opérations légèrement conseillées, inutiles, et souvent inhabilement exécutées, il n'existe pas de médication plus puissante, plus rationnelle, plus restauratrice, que celle des eaux thermales. Les anciens l'appelaient infaillible ; et quoique cette qualification sente tant soit peu l'hyperbole, il n'en est pas moins vrai que les eaux minérales sont des moyens auxquels le malade a recours, parfois avec succès et toujours avec plaisir, surtout quand, accablé par le mal, il a la triste certitude de l'inutilité des autres.

II.

Conditions nécessaires pour que les Eaux minérales produisent de bons effets dans le traitement des maladies nerveuses.

Come veniste al bagno, lasciate tutte le turbazioni e pensieri dell'animo, perchè cosi opera il bagno la sua virtù per l'allegrezza, come il maestro fa il suo lavore con gli istrumenti suoi.

Ce qui veut dire en notre langue :

« Lorsque vous venez aux bains, laissez de côté tout embarras et tout souci, parce que le bain ne communique sa vertu et ne produit de bons effets qu'en utilisant la distraction et la joie, comme l'ouvrier utilise ses instruments pour exécuter son travail. »

(Pompée Sarnelli.)

Loin de moi la prétention téméraire, pour ne pas dire ridicule, de vouloir tracer ici *ex professo* la manière dont on doit tirer parti des eaux minérales. La véritable médecine, celle qui a de la conscience et qui se respecte, ne donne de conseils qu'aux malades qui viennent *franchement* lui en demander.

J'ai dit *franchement*, la franchise de la part de l'individu qui souffre étant rigoureusement nécessaire, afin que le médecin curieux par devoir, mais essentiellement discret, puisse arriver le plus parfaitement possible à la connaissance des causes éloignées et prochaines, physiques et morales du mal pour lequel on le consulte.

Cependant, quoique je ne veuille pas jouer ici le rôle de *conseilleur à tout venant*, il m'est bien permis de donner en peu de mots quelques règles générales, sans l'observation desquelles l'emploi des eaux ne produirait rien de bon.

Du reste je n'ai jamais eu la prétention de figurer parmi les inventeurs ; il y a bien des années que j'ai compris l'emblème du serpent qui se mord la queue.

C'est donc à l'autorité des grands maîtres que je m'adresserai, ne croyant pas me mystifier par cela seul que je ne dirai rien de nouveau.

« Les eaux minérales, considérées comme
» médicaments, ont cela de commun avec tous
» les autres remèdes, dit le savant D. Calmet,
» *Traité historique des eaux de Plombières*,
» p. 309, que leurs bons effets dépendent de la
» manière dont elles sont administrées, et une
» bonne administration suppose une connais-
» sance parfaite, non-seulement de la maladie,
» de ses causes, de l'état du malade, de la
» nature et de la proprieté des eaux ; mais
» encore celle de leur manière d'opérer,
» etc., etc.

Connaître le malade, connaître la maladie, connaître le remède, voilà les points essentiels, la base, l'unique base de toute médecine honnête.

Connaître le malade : Il y a longtemps que cela a été enseigné, peut-être même avant Hippocrate ; le savant et judicieux Alibert l'a répété dans les termes que voici :

« Le médecin a besoin de considérer
» l'homme dans tous ses états, dans toutes les
» conditions, dans tous les rangs, parmi tous

» les intérêts qui l'agitent, au milieu de toutes
» les contrariétés dont il est sans cesse l'objet.
» Il doit savoir le suivre dans tous les combats
» qu'il livre à ses pareils ou à lui-même;
» apprendre à le voir tour à tour vainqueur
» ou esclave de ses sens; tantôt attiré par la
» sympathie, tantôt repoussé par la haine;
» tantôt épuré par ses vertus, tantôt abruti
» par ses jouissances, dans l'état de guerre ou
» dans la paix; analyser avec discernement
» tout ce qui le trouble, tout ce qui le rassure,
» tout ce qui l'afflige, tout ce qui le console. »

D'après cet exposé il est facile de comprendre tout ce que nécessite une consultation médicale *sérieuse* sur une maladie sérieuse, comme le sont la plupart des névroses et des névralgies qui viennent aux eaux thermales pour s'y faire traiter.

On lit dans les *Mémoires d'Antommarchi, sur les derniers moments de Napoléon*, ces mots, qui sont d'un accord parfait avec les vérités ci-dessus exprimées et qui prouvent que ce souverain, au milieu des tortures de sa captivité, comprenait la grande importance qu'il y a pour un malade d'être connu de son médecin :

« Napoléon aimait à revenir sur les événe-
» ments de sa vie ; les moindres détails, les
» plus légers incidents, il n'omettait rien ; il
» voulait, comme il me le disait lui-
» même, que je connusse toutes les sen-
» sations par lesquelles il avait passé, afin
» que je fusse plus à même d'apprécier son
» état. »

Cette étude, cette connaissance de l'homme doit, de toute rigueur, précéder l'ordonnance ou la prescription du médecin.

Un célèbre jurisconsulte d'Auvergne, J. Domat, a écrit avec raison : *Jurisconsultum studere, et medicum studuisse oportet.* L'avocat, l'homme de conseils en affaires doit étudier, mais le médecin doit avoir étudié. Chez ce dernier l'étude doit précéder de beaucoup l'exercice de sa profession ; car il ne lui est point permis de faire des expériences sur ses semblables : *Non faciamus experimentum, nam agitur de pelle humanâ.* (Baglivi.)

Connaître la maladie : Quoique l'on ne traite jamais une maladie, mais bien toujours un malade, il n'est pas moins nécessaire pour cela de s'être fait une idée aussi exacte que possible du mal que l'on doit combattre. C'est pour cette raison que je consacre le paragraphe III de cet opuscule à donner quelques idées sur les affections morbides du système nerveux.

Mais ne nous écartons pas de notre sujet : le malade qui va demander à une source thermale le rétablissement de sa santé, doit s'y rendre dans des conditions convenables.

L'une des premières conditions, c'est d'avoir déposé toute espèce de soucis, autant que cela peut se faire.

Mens omni modo erigenda, cura sine curis transigenda, hœque ut et ira, mœror, tristitia, sollicitudines omnes ad Thulem usque ablegandœ, etc.

Le courage du malade doit être relevé par

toutes sortes de moyens, la saison des eaux doit pouvoir se passer sans soucis, et les ennuis, ainsi que la colère, le chagrin et la tristesse, et toutes les inquiétudes doivent être chassés jusqu'à Thulé. (J.-J.-F. Vicarius.)

(On sait que Thulé était l'île la plus septentrionale connue des anciens.)

L'école de Salerne, qui ne laisse pas que de donner parfois d'excellents conseils, a dit :

Si tibi deficiant medici, medici tibi fiant,
Hæc tria, mens hilaris, requies, moderata diæta.

Un versificateur français a traduit par ces mots :

Voici trois médecins qui ne te trompent pas :
Gaieté, doux exercice et modeste repas.

« Les forces de l'âme, » dit un des médecins philosophes les plus illustres, Zimmermann, dans son *Traité de la Solitude*, « s'étendent » plus loin qu'on ne le pense. Celui qui sait les » exercer à propos, ne demeure pas longtemps » à se convaincre de leurs heureux effets, » surtout quand il s'agit de rendre au corps

» épuisé par quelque affection nerveuse, la
» vigueur et le bien-être qui constituent la
» santé. »

Dans ces circonstances, si communes aux temps actuels, il ne faut pas que le malade perde courage ; qu'il s'abandonne au contraire avec confiance et espoir à la puissance toute affectueuse de la médecine morale. Qu'il se rassure, tout n'est pas perdu : la santé qu'il regrette, qui sait s'il ne la retrouvera point dans des promenades, dans des récréations, dans un voyage de quelques semaines ou de long cours, dans les vagues écumantes des bords sablonneux de la mer ou dans la piscine salutaire d'une station thermale bien choisie ?

Qu'il cherche la gaieté du cœur, la tranquillité de l'âme ; s'il est assez heureux pour les trouver, avec elles il retrouvera la force et la vigueur du corps, c'est-à-dire la santé.

Mais je le répète : pour guérir de certaines maladies il ne suffit pas de s'assujétir à une médication purement mécanique ou de formulaire ; il faut que la médecine à laquelle on se soumet, ou mieux on se condamne, car quelque légère qu'elle soit, la médecine, considérée comme remède, est toujours un asservissement ennuyeux, — il faut, dis-je, que cette médecine soit basée sur l'expérience et la raison; or l'expérience ne va que lentement, et la raison, pour conserver son nom, est forcée de ne pas marcher trop vite.

Une autre condition pour que les eaux minérales soient utiles, c'est bien souvent une occupation facile quelconque ou l'étude pour le malade intelligent. L'étude en effet est le premier de tous les remèdes pour combattre l'ennui et ses suites funestes. Tant que je serai l'ami des muses, disait Horace, je livrerai la tristesse et les craintes aux vents rapides, pour qu'ils les emportent sur les mers.

Musis amicus, tristitiam et metus
Tradam protervis in mare Creticum
Portare ventis.

(*Carm.*, lib. I. 26.)

Ces divers agents thérapeutiques moraux, que la Providence impose en quelque sorte aux malades qui fréquentent les eaux minérales, ne sont pas seulement un remède contre le mal présent, mais aussi un puissant préservatif contre les maladies futures.

Ce sont autant de moyens pour ramener l'homme à la simplicité de la nature, entretenir le bonheur et prolonger la vie.

D'ailleurs, pour peu que nous rentrions en nous-mêmes, nous serons forcés de convenir que Sénèque avait raison de dire :

« Si notre vie est courte, c'est à nous, à nos passions bien souvent, qu'il faut en attribuer la cause.

Non accepimus vitam brevem, sed fecimus.

III.

Des Maladies nerveuses en général, de leurs principaux caractères, etc., etc.

Experientia fallax, judicum difficile.
L'expérience est trompeuse, le jugement difficile. (HIPPOCRATE.)

Je ne saurais avoir la prétention de décrire ici les maladies nerveuses en général, encore moins chacune d'elles en particulier. — Ce serait m'écarter trop loin de mon sujet. Néanmoins il importe au médecin qui s'adresse à des malades intelligents, de gagner leur confiance par des procédés logiques et raisonnables. Qu'il me soit donc permis de dire quelques mots des maladies excessivement tenaces et ennuyeuses qui sont l'objet de mes études quotidiennes.

Apanage spécial de l'homme qui vit en société, les maladies nerveuses, que l'on peut expliquer plutôt que définir, sont plus ou moins multipliées, plus ou moins intenses, selon le genre de vie et la constitution des individus.

Elles se divisent naturellement en deux grandes catégories.

La première classe renferme les névropathies causées et entretenues par l'irritation ou par l'inflammation des tissus nerveux. — L'anatomie pathologique ne permet pas de douter de leur existence.

La seconde classe des maladies nerveuses renferme tout ce que, dans le monde médical et dans la société étrangère à la médecine, on désigne vulgairement par le nom de maux de nerfs en général, bataillon nombreux d'indispositions variées, ne reconnaissant ordinairement pour causes ni lésion, ni altération matérielle, organique, appréciable du moins, indispositions beaucoup plus nombreuses et plus tenaces dans nos cités corrompues, suites inséparables des superfluités et des misères du luxe, se développant sous l'influence de toutes sortes d'excès, et dont les progrès sont d'autant plus rapides et d'autant plus funestes, que le tempérament de l'individu est plus vicié et ses passions plus exaspérées, plus tyranniques.

Les maladies nerveuses sont ordinairement apyritiques, ou paraissent telles, quoi que l'on fasse pour découvrir la fièvre qui les accompagne. Cette absence de fièvre, ou cette obscurité dans les symptômes fébriles, n'empêche pas les affections nerveuses de faire éprouver aux individus certaines douleurs très-violentes et très-variées, comme dans les névroses en général, et en particulier dans le tétanos, l'hydrophobie et un grand nombre de coliques. Dans d'autres cas, la douleur est à peine sensible : la chorée, la catalepsie, la folie bien souvent, etc., viennent à l'appui de cette assertion.

Quelquefois les maladies nerveuses se manifestent par des contractions, des convulsions légères ou violentes, répandues sur le corps entier ou partielles, continues ou intermittentes, d'une durée égale ou variant à chaque nouvel accès.

Quoi qu'il en soit de leur définition et de leurs divisions, (et sous ce rapport il sera probablement longtemps difficile de bien préciser le caractère de ces maladies, tant elles sont variables, irrégulières et capricieuses), elles apparaissent pour la première fois, ou reparaissent de nouveau, sans que l'on sache à quoi attribuer leur apparition, à des intervalles égaux, soit le plus souvent à des distances inégales.

Les maladies nerveuses sont donc comme beaucoup de fièvres et beaucoup de maladies inflammatoires aiguës, sujettes à des règles d'intermittence et de périodicité dignes de fixer l'attention du médecin.

Quelques-unes de ces affections morbides disparaissent d'elles-mêmes, spontanément, après avoir résisté aux traitements les plus variés, les plus énergiques, les plus prudents.

Elles durent ou peu de temps, ou bien

elles font le désespoir du malade et du médecin pendant de longues années.

On les a vues apparaître simples dans leur nature indéfinissable, comme aussi s'avancer escortées d'une infinité de symptômes, de passions ou d'affections morales tristes, moroses, plus ou moins intenses et extraordinaires.

Les névroses, les névralgies, multiples, simples ou complexes, affectent tour à tour les différentes parties de l'économie, ou bien leurs effets ne s'étendent que sur tel ou tel organe essentiel : ainsi l'ouïe, la vue, les muscles de la locomotion, la voix, l'appareil digestif, celui de la respiration, le cœur et tout ce qui y a rapport, les organes de la reproduction chez les deux sexes, et spécialement la matrice chez la femme, subissent l'influence fâcheuse de ce dérangement physiologique et *moral*.

Je dis *moral*, car souvent le principe du mal semble inhérent au maître du logis lui-même ; le *moi* est affecté dans son essence, dans son intimité, et la raison alors est obscurcie plus ou moins, égarée ou perdue tout à fait.

La protéiformité est le caractère le plus constant des maladies nerveuses.

Les sujets affectés sont d'une sensibilité et d'une impressionnabilité excessives ; ils éprouvent quelquefois dans l'espace de quelques jours, ou même de quelques heures, les symptômes apparents d'une foule de maladies différentes ; ils passent en peu d'instants d'une joie extrême à une tristesse et à une morosité profondes.

La crainte et l'effroi ont sur ces malades beaucoup d'empire. Ils exagèrent tout, en mal principalement ; et ce n'est pas un médiocre talent du médecin que de savoir gagner leur confiance, et de la conserver quand on est parvenu à la mériter.

« Il est impossible,» disent Pinel et Bricheteau, « d'assigner un grand nombre de sym-
» ptômes généraux communs aux affections
» disparates comprises sous la dénomination

» collective de névroses, comme on le fait
» pour les phlegmasies et les hémorrhagies.»

Souvent les maladies nerveuses compliquent les affections morbides ordinaires et les rendent beaucoup plus graves et plus difficiles à guérir. C'est alors qu'il faut toute la sagacité d'un praticien éclairé pour les découvrir et leur opposer un traitement logique et efficace. Car, dans ces circonstances, les remèdes qui n'ont d'autre base qu'un formulaire pharmaceutique, non-seulement sont inutiles, mais risquent fort de devenir dangereux.

En somme, soit qu'on envisage les affections nerveuses sous un point de vue isolé, soit qu'on essaie de déterminer toute l'étendue de leur funeste influence sur des sujets dont la santé est déjà altérée par des lésions ou des inflammations, les névroses et les névralgies constituent, à elles seules, une grande et très-importante partie des maladies de l'homme.

C'est d'elles surtout que l'on peut dire,

avec le père de la médecine, que l'art est long, l'expérience trompeuse et le jugement difficile.

Vouloir désigner *à priori* les principaux caractères des maladies qui nous occupent, ce serait manifester la prétention téméraire au suprême degré d'expliquer ce qu'il y a de plus caché et de plus obscur dans la science sanitaire : ce serait affecter une suffisance bien peu en rapport avec l'honorabilité de la profession du médecin.

Lorsqu'on a suivi de près quelques malades affectés de névroses, qu'on a été témoin des nombreuses aberrations physiques et morales dont ils sont les victimes, on est forcé d'avouer que la vie entière d'un homme laborieux et intelligent suffirait à peine pour se livrer à l'étude complète de ces maladies.

Sachons donc, en présence d'une difficulté insurmontable, nous arrêter au stricte nécessaire, c'est-à-dire à la connaissance des symptômes indispensables au médecin : heureux encore, si nous parvenons à ne pas confondre une vraie névrose, une névralgie sérieuse avec tout autre état morbide, toute autre diathèse.

« Quand on voit,» dit Baumès, « tant d'in-
» dividus appelés névropathiques dans le
» monde, ne présenter aucun signe de phleg-
» masie aiguë ou chronique d'aucun organe,
» aucun symptôme de maladie organique,
» aucun autre état morbide qu'on puisse
» constater; quand on voit ces individus être
» affectés de douleurs plus ou moins aiguës
» successivement, alternativement, d'une
» manière intermittente, spontanément ou à
» propos de la cause occasionnelle la plus
» légère, la plus insignifiante, dans divers
» viscères, dans diverses régions du corps, à
» la surface ou dans l'épaisseur des tissus,
» etc., comment ne pas reconnaître que ces
» individus sont réellement soumis à une
» diathèse morbide à laquelle, pour y com-
» prendre en même temps les douleurs res-
» senties sur le trajet des troncs ou des bran-
» ches, ou des gros filets nerveux, je donne-

» rai volontiers le nom de névrosique ou
» nervique. »

Ces diathèses névrosiques ont une infinité de nuances ; il est extrêmement difficile, même pour le médecin, de les connaître à fond. Cependant, il ne saurait être permis de les traiter en bloc, de les assujettir à un même traitement ; il ne suffit pas de les faire asseoir un degré plus haut ou plus bas dans la salle d'aspiration, ni de leur donner des bains d'une température variée. Arrière donc les systèmes. — Arrière les règles générales. — Arrière les prescriptions communes à une foule de valétudinaires. — Arrière ces tisanes sortant de la même chaudière. — Arrière toutes les spécialités des charlatans, quelles qu'elles soient et à quelle catégorie sociale qu'appartiennent leurs fabricants. — Arrière la routine, la mode plus ou moins éphémère... — Arrière tout ce qui n'est pas logique et conscience !!!

IV.

De la nécessité de connaître les Eaux minérales que l'on emploie, dans le traitement des maladies nerveuses surtout.

> Pour les Eaux minérales, l'art de l'expérience est encore à créer; et si l'on veut perfectionner cette expérience, les malades qui s'y rendent doivent préalablement faire retracer par un homme de l'art l'histoire exacte et détaillée de la maladie qui les tourmente; ils doivent surtout, après leur arrivée, faire tenir un registre fidèle des changements qui s'opèrent dans les symptômes. C'est assurément l'unique moyen d'enrichir cette partie si essentielle de notre doctrine médicinale; car il ne faut pas abuser les malades par des promesses vaines et inconsidérées. (ALIBERT.)

J'avoue, avec tout praticien intelligent et vraiment instruit, qu'il y a un trés-grand avantage pour le malade et le médecin que ce dernier soit arrivé à une connaissance chimique aussi complète que possible des eaux thermales qu'il conseille à son client.

Cependant est-ce là le point capital, le plus essentiel? Je ne le pense pas.

Le savant Bordeu, page 64 de son ouvrage déjà cité, disait en l'an IX :

« Nous l'annonçons avec joie, le temps
» arrive où l'on n'hésitera plus sur la vraie
» composition des eaux minérales en France;
» on n'entendra plus le balbutiage de l'aca-
» démicien Duclos et de tous ceux qui l'ont
» suivi. »

Depuis l'époque de Bordeu, que d'analyseurs qui ne valent pas mieux! que de balbutiage par conséquent, que de futilités!!!

Quel est l'homme sensé assez peu circonspect, assez mécaniquement crédule, pour croire que nos analyseurs d'eaux thermales soient pour la plupart capables d'en faire une décomposition exacte; qu'ils aient même les instruments pour cela? Cependant presque tous les opuscules sur les eaux renferment un cadre d'analyse faite par un chimiste parisien d'abord; et le cadre de l'analyse du médecin de la localité vient ensuite.

Je déclare qu'en lisant tout cela, je me sens intérieurement quelque chose du S. Thomas de l'Evangile. Mais trève à la critique.....

Ne voulant moi-même réveiller chez autrui aucun soupçon de ce genre, je m'abstiens de copier ce qui a été transcrit tant de fois. D'ailleurs, le meilleur moyen peut-être d'analyser au profit de la médecine une eau thermale quelconque, ne consiste-t-il pas à recueillir avec soin et à rapporter consciencieusement les observations de soulagement ou de guérison obtenus par cette eau?

Cette idée toute médicale n'est pas de mon invention.

Claude Fouet, que je crois être l'un des ancêtres d'une respectable famille de notre ville, écrivait en 1679, p. 8 d'un livre intitulé : *Le Secret des Bains et Eaux minérales de Vichy* :

« Comme la connaissance des causes est
» souvent cachée et qu'elle dépend presque
» toujours de la connaissance des effets, qui
» sont les moyens les plus assurés pour les

» découvrir, j'ai jugé à propos de faire con-
» naître les effets des eaux avant que de
» déterminer le minéral dont elles sont im-
» prégnées, qui est comme le premier mobile
» de toutes leurs actions. »

Je cite le nom de Claude Fouet avec d'autant plus de plaisir, que l'ouvrage de cet observateur savant et judicieux, rempli d'idées médicales vraiment hippocratiques, à chaque page duquel on reconnaît l'honnête homme, cet ouvrage, dis-je, a été copié mot à mot par un plagiaire.

« L'ouvrage de M. Fouet était sans doute
» oublié, dit le docteur Desbrest, (*Traité des*
» *eaux minérales de Châteldon, etc.*, 1778,
» *p.* 85), lorsque M. Chomel fit imprimer à
» Clermont en 1734, son *Traité des Eaux*
» *minérales de Vichy;* car comment pour-
» rait-on concevoir sans cela, que ce mé-
» decin eût osé donner, sous son nom, un
» traité qui, non-seulement est copié pres-
» que mot à mot du système des bains de
» M. Fouet, mais encore dans lequel il ne

» craint pas de rapporter des observations
» faites par M. Fouet, sur la guérison de
» plusieurs malades, qui peut-être étaient
» morts vingt ans avant son existence, et
» qu'il donne pourtant comme ayant été opé-
» rés sous ses yeux et par ses soins. »

J'ai parmi mes livres les deux ouvrages de Fouet et de Chomel : *Sic vos non vobis !*

Mais revenons à notre idée, savoir que la plus précieuse analyse des eaux pour l'usage médical consiste à suivre d'un œil attentif les effets de ces eaux sur les individus malades, et à consigner ces effets d'une manière exacte.

« Car, comme nous l'enseigne Alibert, la
» chimie est pour les eaux minérales ce que
» l'anatomie est pour le corps humain ; mais
» elle ne saurait tout nous révéler. C'est la
» physiologie des eaux qu'il faut particulière-
» ment approfondir : il faut les étudier dans
» leur état de vie et d'action. Chaque fon-
» taine est le centre d'un travail dont on ne
» connaît pas bien tous les phénomènes. Nul
» physicien ne saurait nier qu'elle ne soit

» mise en jeu par des agents invisibles et » surhumains. »

N'est-ce pas là déjà reconnaître dans les sources salutaires le *Manus Deorum* des anciens ?

L'un des médecins hydrologues les plus renommés du XIXe siècle, Michel Bertrand, dont le génie observateur a fait la réputation européenne des eaux du Mont-Dore, *guérissait bien*, a-t-il été dit, *parce qu'il observait bien*. Il avait également une autre qualité bien importante, et à laquelle peut-être notre époque ne fait pas assez attention dans l'administration des eaux ; c'était de renvoyer impitoyablement des eaux du Mont-Dore tout individu, riche ou pauvre, puissant ou faible, auquel cette station thermale ne convenait pas. Cela ne valait-il pas mille fois mieux que d'avoir à sa disposition les drogues nécessaires à un embaumement ?

Qu'on me permette ici de mentionner, relativement aux premières eaux thermales de notre Auvergne, une thèse presque oubliée quoiqu'elle ne date que de cent ans. Elle a été imprimée en latin à Montpellier, en 1768. Cette thèse, d'une valeur extraordinaire, presque toute composée de réflexions et d'observations judicieuses, ne ferait pas honte, même aujourd'hui, à l'hydrologie minérale. Elle est l'œuvre du fils d'un administrateur royal et administrateur lui-même des eaux du Mont-Dore : *Harum aquarum administrator Regius.* J'en ai fait la traduction; peut-être un jour la ferai-je paraître?

Mais revenons à Michel Bertrand.

« S'agit-il d'une maladie bien connue,
» bien déterminée, les vertus du remède ne
» doivent être ni vagues, ni douteuses. Ce
» n'est point là où le malade pourrait le
» mieux se distraire qu'il faut l'envoyer ;
» c'est la source la mieux appropriée à son
» état qu'il faut lui conseiller. »

Le choix de cette source, c'est l'expérience et non l'analyse qui est capable de l'indiquer.

L'art de guérir n'est point un métier lucratif et mercenaire, c'est un sacerdoce, c'est la plus noble des professions, c'est celle qui rapproche le plus l'homme de la Divinité, et quoiqu'on ait osé soutenir, à notre époque de doute et de paradoxes, que cet art n'a aucun rapport avec Dieu, il n'en demeure pas moins vrai que tout médecin niant la Providence et la morale sanctionnée par la vie future, ne mérite pas une confiance illimitée : il n'est pas prudent de confier sa personne et sa santé à une science purement mécanique.

Dans l'histoire de la médecine des eaux thermales, on a pu remarquer souvent que le hasard d'abord, appuyé ensuite de l'observation et de l'expérience, a prouvé plus d'une fois l'utilité d'une source salutaire. Aujourd'hui ce n'est plus une circonstance fortuite, ni l'observation ou l'expérience seulement; les trompettes de la Renommée retentissent de tous les points cardinaux. Et, vu la quantité des eaux minérales, vu surtout la grande efficacité de la plupart de ces eaux, l'on est étonné de rencontrer encore un seul malade : il devrait y avoir excès de santé.

Il y a donc un choix à faire dans les eaux que l'on prescrit comme moyen de guérison.

Cette vérité incontestable et incontestée me permettra de dire deux mots en faveur des eaux près desquelles j'espère pouvoir donner quelques conseils utiles.

Toutefois, les réflexions qui précèdent ne peuvent pas laisser supposer que je veuille attirer qui que ce soit près de ces thermes salutaires en dehors de la conviction intime de leur utilité.

Rien n'est beau comme cette parole de Fénelon : « J'aime mieux ma famille que » moi-même, j'aime mieux ma patrie que » ma famille, mais j'aime mieux encore le » genre humain que ma patrie.»

Le médecin, lui aussi, doit aimer sa profession comme il aime sa personne ; il doit avoir à cœur de donner le plus souvent possible des conseils ; il doit aimer son pays, ses concitoyens, l'intérêt de son pays et de ceux qui l'habitent; mais une chose qu'il doit aimer encore par-dessus tout, c'est l'intérêt des malades.

V.

Quelques mots sur les Eaux thermales de Royat.

Fons.............
Infirmo capiti fluit utilis, utilis alvo.
L'eau qui jaillit ici est excellente pour fortifier la tête et l'estomac. (HORACE.)

L'honorable docteur Desbrest, que j'ai cité ci-dessus, a dit dans son *Traité des eaux de Chateldon*, etc., discours préliminaire, p. VIII :

« Les eaux minérales que l'on trouve en » tant d'endroits de notre globe, et dont le » nombre est fort considérable en France, » particulièrement dans les provinces d'Au- » vergne et du Bourbonnais, sont presque » toujours un moyen assuré pour réparer le » produit de nos excès, je veux dire le déré- » glement de notre santé. (1) »

(1) Personne n'ignore que le produit des excès de tous genres, le dérèglement de notre santé, signifient presque toujours en nosologie ce bataillon innombrable d'affections nerveuses dont j'ai dit quelques mots dans un précédent paragraphe.

L'un des praticiens de Clermont, qui vivra longtemps dans le souvenir des générations futures de cette ville, et rappellera ce que la médecine à de plus noble, de plus érudit, de plus bienveillant, ce que la vertu et la religion ont de plus aimable, de plus beau, de plus consolant, Joseph Pourcher « avait obtenu, » « dit l'inspecteur Allard, des succès si remar- » quables, en opposant les bains de Royat » aux gastro-entérites et aux gastro-entéral- » gies chroniques, qu'il rangeait ces agents » thréapeutiques parmi les spécifiques de ces » dernières maladies. »

Mais, « ajoute le même docteur Allard, » parmi les malades atteints d'affections gas- » tro-entérites, ceux qui guériront le mieux » (à Royat) sont les sujets rhumatisants et » nerveux, ou lymphatico-nerveux, si surtout » ils sont affaiblis par une maladie longue, » par des pertes de sang ou par l'action dé- » pressive d'influences morales tristes.

Quant à l'action de ces eaux sur le sys- » tème nerveux, les auteurs du *Dictionnaire*

» *d'Hydrologie médicale* en ont parfaitement
» saisi l'indication contre le rhumatisme
» nerveux et l'état névropathique, auquel,
» disent-ils, les bains tempérés et à courant
» continu conviennent parfaitement. Les eaux
» de Royat ont en effet une action élective
» remarquable sur le système nerveux,
» qu'elles doivent, soit à la nature de leur
» combinaison saline, soit à l'acide carbo-
» nique qu'elles dégagent en volume considé-
» rable. »

M. Nivet, (c'est avec plaisir que je cite le nom de cet honoré confrère, professeur à l'école de Clermont, l'un des médecins les plus studieux et les plus érudits de notre pays,) M. Nivet a observé *cette spécialité des eaux de Royat contre les maladies nerveuses.*

Parmi les affections qui figurent au nombre des maladies combattues avantageusement par les eaux de Royat, il en est quelques-unes qu'il est indispensable d'étudier d'une manière spéciale, d'après M. Nivet, dit encore l'inspecteur Allard ; et c' st toujours

jours des affections nerveuses qu'il entend parler.

Exerçant depuis près de vingt ans la médecine à 2 kilomètres des eaux de Saint-Mart, j'ai observé successivement les effets de ces eaux, peut-être d'un œil indifférent d'abord, mais ensuite avéc une attention de plus en plus sérieuse; et j'ai pu me convaincre que Royat, avec le secours de ses deux sources, celle du Grand Etablissement et celle des Bains de César, est appelé à rendre à la thérapeutique des maladies du système nerveux des services importants.

Ces deux sources d'une thermalité différente sont loin néanmoins d'être pour l'usage dans des conditions égales.

Le Bain de César, d'une valeur thérapeutique réelle, laisse beaucoup à désirer dans son mode d'utilisation : de grandes réparations seraient urgentes Espérons-les !.....

Le Grand Etablissement, au contraire, peut rivaliser avec les thermes les mieux disposés de France pour l'usage des malades.

Je sais bien que l'on a reproché quelquefois avec *assez peu de raison et de logique surtout*, aux Concessionnaires des thermes de Royat, de n'avoir pas fait toutes les améliorations désirables.

On ne répond point à de pareils reproches ; tant valait-il leur faire un crime de ne pas disposer des ressources d'un ministre des finances et du pouvoir illimité d'un souverain sans contrôle.

Ces Concessionnaires, dès le début, ont sacrifié des sommes énormes, et dans peu d'années ils doivent abandonner à la commune de Royat tout ce qu'ils ont construit et payé à chers deniers ; et on a osé leur conseiller de créer, en dehors de la sphère des eaux, une multitude d'embellissements, tels que promenades, routes, kiosques, etc., etc. Ce serait le cas de rappeler ici un proverbe bien ancien et qui court les rues : *Les conseilleurs ne sont point les payeurs.*

Toutefois, ce que les concessionnaires n'ont pu faire, la commune de Royat aurait dû depuis longtemps comprendre la nécessité de l exécuter. Son intérêt lui en faisait un devoir; et tout homme qui réfléchit, n'approuvera jamais en ce point l'apathique nonchalance de l'administration locale.

Quoi qu'il en soit, du reste, de la manière dont sont établies les eaux de Royat, elles n'en sont point à leur premier essai sous le rapport thérapeutique, et on peut dire qu'elles ont fait leurs preuves : leur utilité est incontestable.

Ces eaux ont déjà en France et à l'étranger une réputation réelle, que l'on peut appeler réputation de probité. Cependant elles n'ont pas encore été envisagées sous le meilleur point de vue de leur vertu salutaire.

Il serait impossible de trouver un élément plus capable de combattre l'irritabilité du système nerveux. Ces eaux fortifient les tissus en général, elles aiguisent et augmentent l'appétit, augmentent la transpiration insensible, etc., et par là elles rétablissent l'équilibre dans notre organisation tout entière.

On dirait vraiment que le poète romain ami d'Auguste et de Mécène s'est promené près de ces eaux salutaires et qu'il a voulu les décrire en deux mots, par le vers qui sert d'épigraphe à mon travail :

Infirmo cupiti fluit utilis, utilis alvo.

Je n'entrerai pas dans de grands détails sur les effets salutaires des eaux de Royat, car il n'est pas plus possible de déterminer dans un opuscule comme celui-ci les maladies nerveuses et les circonstances qui réclament l'emploi de ces eaux, qu'il l'est de donner d'avance des conseils aux malades.

La maladie en général se montre sous trop de nuances, les individus malades eux-mêmes diffèrent sous trop de rapports, pour qu'on puisse, sans être téméraire et imprudent, les assujettir à une seule loi ou à quelques lois de traitements identiques. Très-souvent, pour ne pas dire toujours, en médecine, se trouve l'occasion de mettre en pratique la maxime d'Ovide :

Consilium nobis resque locusque dabunt.

Notre mode d'action sera donc basé sur les circonstances et les individus.

Si active en effet et si puissante en thérapeutique que soit une eau thermale, elle n'est jamais une panacée, elle est rarement un spécifique.

D'ailleurs, tout apparat de détails scientifiques ne serait ici d'aucune utilité.

Ce qu'il importe au public de savoir, c'est que les thermes de Royat, quoiqu'on n'ait point fait retentir en leur faveur toutes les trompettes de la renommée, et qu'ils ne comptent pas sur les résultats à peu près certains d'une foule d'insertions mensongères à la quatrième page des journaux, à notre époque où le nombre des dupes est si considérable, et les fonctions de dupeurs si multipliées et si habilement exercées, ces thermes sont d'une utilité incontestable.

Si on les a comparés sans motifs bien sérieux aux thermes du Mont-Dore, on a pu à juste titre leur trouver une conformité d'action qui les rapproche assez des eaux d'Ems

Déjà en 1826, le savant Alibert écrivait sur les eaux de Saint-Mart ces mots que l'expérience de plusieurs praticiens consciencieux et la guérison d'une infinité de malades ont confirmés depuis :

« On regarde les eaux de Saint-Mart comme
» très-efficace dans la langueur des organes
» digestifs, qui est fréquemment la suite des
» fièvres muqueuses et intermittentes. Elles
» sont aussi très-salutaires dans la chlorose,
» dans les affections catarrhales, chroniques,
» etc. On les fait prendre aux personnes qui
» relèvent de quelque longue maladie et dont
» la convalescence est pénible. etc., etc. »

Nous ajouterons cependant, comme conseil généralement utile aux personnes qui fréquentent les eaux de Royat, qu'il leur importe de se mettre en garde contre les promesses de l'empirisme et de se méfier des rapports des gens ignorants qui dénaturent, rapetissent ou exagèrent toute chose.

Le malade se gardera donc, à Royat comme partout ailleurs, de suivre les traces indiquées par une routine aveugle. Il s'en rapportera au médecin prudent en qui il aura mis sa confiance ; il lui rendra un compte exact des diverses sensations physiologiques et morbides qu'il éprouvera ; il lui fera part de tout ce qui paraîtrait le contrarier ou diminuer l'espoir de sa guérison.

Il aura soin surtout d'ajouter foi au médecin consciencieux qui lui donnera le conseil de susprendre ou de cesser complètement l'usage des eaux. Quand un praticien agit ainsi, c'est qu'il a trois fois raison : il parle dans l'intérêt de l'établissement, dans le sien propre et dans l'intérêt du malade.

Comme tous les remèdes, comme les aliments, les exercices et les distractions, comme les promenades, etc., etc., les eaux minérales, bains, boissons, etc., méritent d'être dosées ; l'excitation ou le stimulus qu'elles produisent, doivent aller jusqu'à une certaine limite et ne pas la dépasser ; car alors leurs effets risqueraient d'être plus dangereux que le mal.

Une autre observation très-importante à faire aux malades qui fréquentent les eaux de Royat pour une affection nerveuse quelconque, c'est de ne pas se décourager trop promptement.

La maladie dont ils sont atteints est ancienne, elle est profondément enracinée ; elle ne peut être amendée que lentement et disparaître à la longue. Le convalescent, qui pour la première fois quitte son lit ou son fauteuil, ne marche point d'un pas gymnastique. Le moindre obstacle suffirait pour l'entraver, l'arrêter ou même le renverser. Il faut qu'il use de précautions et qu'il prenne courage.

Chaque jour une nouvelle force se joindra à la force existante, chaque jour sa marche deviendra plus assurée, chaque jour la tête et l'estomac reprendront de la vigueur et de la fermeté ; à l'exercice très-modéré de la veille on pourra faire suivre l'exercice moins modéré du lendemain; la promenade de quelques minutes sera remplacée par une promenade un peu plus longue, et cette dernière, à la fin, pourra être suivie d'une excursion de touriste. La guérison se fera sentir, et l'estomac, véritable place d'armes, reprendra toutes ses anciennes fonctions et s'en acquittera d'une manière convenable.

Mais tout cela ne peut être que le résultat de la patience et d'une sage expectation.

Je crois devoir terminer cet opuscule en répondant à une objection sérieuse en apparence, qui a été faite et répétée souvent contre Royat.

Dans les grands établissements thermaux, dit-on, les objets d'agrément sont multipliés. Partout des casinos, des parcs, des orchestres, des soirées musicales, des bals, etc., etc...., et Royat, sous ce point de vue, laisse presque tout à désirer.

Cela est vrai en grande partie, j'en conviens : tant pis pour les touristes, tant pis pour les baigneurs qui fréquentent en amateurs les sources de Saint-Mart ; mais tant mieux peut-être pour les vrais malades.

L'homme qui souffre, d'une névrose ou

d'une névralgie surtout, n'a pas besoin de distractions tapageuses : elles aggraveraient son mal.

Une station thermale où chacun, selon les expressions de Michel Bertrand, ne songe qu'à son rétablissement, est bien préférable. « Là, sans y penser, on con-
» tribue au rétablissément des autres, On
» se voit, on s'encourage, on se console
» mutuellement en s'entretenant de ses maux.
» Il est si doux d'en parler à qui nous
» écoute ! et quel autre nous écouterait
» avec l'intérêt de celui qui souffre lui-même ?
» Que les heures qui s'écoulent dans de
» pareils entretiens, passent doucement !
» Que de douleurs ils font oublier ! Que de
» tristes pensées ils détournent ! Que de mo-
» ments d'inquiétude et de découragement
» ils préviennent ! »

(*Recherches sur les Eaux du Mont-Dore*, (Introd. p. XV et XVI.)

A Royat il manque de certaines distractions bruyantes, cela est vrai, mais les distractions simples et fournies par une nature toute divine, y abondent sur tous les points (1).

Ce que la main de l'homme n'a pas eu le pouvoir ou le vouloir d'exécuter à Royat, la main de la Providence, mille et mille fois plus habile, s'est chargée de le faire.

Là on vit au milieu des sources les plus puissantes de la vie elle-même ; air pur, végétation vigoureuse et infiniment variée, plantes aromatiques, fleurs champêtres se renouvelant chaque jour, sites pittoresques, promenades charmantes, tout y est à profusion.—Si madame de Sévigné reparaissait sur cette terre, elle pourrait de sa plume d'or écrire de Royat plutôt que de Vichy : « *Le pays seul me guérirait.* »

Rien en effet de plus beau que ce beau pays de Saint-Mart et de ses environs !

Ajoutez à cela une alimentation saine, des hôtels confortables et bien tenus, réunissant

(1) La ville de Clermont n'est qu'à 2 kilomètres (de 10 à 15 minutes); l'omnibus à 20 ou 25 centimes part toutes les demi-heures et les voitures de station ne manquent jamais.

toutes les ressources de la plus excellente hygiène.

Les chefs des nombreux hôtels qui avoisinent les eaux de Royat, comprennent parfaitement les devoirs qui les lient aux malades : ils sont doux, polis, affables, prévenants ; je doute qu'il y ait des exceptions à la règle ; les baigneurs n'ont que la difficulté du choix.

Au surplus il est généralement avéré que dans certaines stations d'Allemagne, de France même, comme à Vichy, par exemple, ce n'est pas toujours la guérison que l'on va chercher. La plupart de ceux qui s'y rendent, ont une santé florissante ; chez quelques-uns elle n'a jamais été encore altérée. A ces derniers il est permis de regarder en pitié nos eaux simples et salutaires, jusqu'au jour où, épuisés par la débauche et les passions qui énervent, et dégoûtés de la roulette aussi bien que de tout l'attirail pompeux des thermes à la mode, ils viennent, piteusement peut-être, demander aux naïades franches et modestes des eaux de Royat la santé, dont les auront privés les Phrynés et les Laïs d'autre part.

Quoi qu'il en soit de la confiance qu'inspirent actuellement les eaux de Royat, leur réputation, qui croît de jour en jour, ne s'arrêtera pas en chemin. Il viendra une époque, et cette époque n'est pas éloignée, où la manière de voir des Desbrest, des Alibert, des Joseph Pourcher, des Allard et de M. Nivet sera confirmée par l'opinion publique entière. La toute spéciale efficacité de ces thermes contre les maladies nerveuses sera reconnue. Cette réputation, comme celle de l'homme sérieusement honnête et instruit, progressera, sans le secours du charlatanisme. Puissé-je être témoin de ce juste triomphe : ce ne sera pas pour moi une faible satisfaction que d'y avoir tant soit peu contribué.

CONCLUSION.

J'aurais désiré rapporter à la fin de ce mémoire un certain nombre d'observations de guérison ou de soulagement concernant plusieurs névroses et névralgies ; mais j'aime mieux renvoyer à plus tard de mettre au jour ces observations.

L'on ne saurait trop en pareilles circonstances prendre de précautions, pour ne jamais s'éloigner du vrai : aussi j'attendrai que mon expérience à cet égard soit raffermie et confirmée par de nouvelles preuves.

Je ne désire aujourd'hui qu'une seule chose : c'est qu'il ne puisse s'élever aucun soupçon contre la probité médicale de cet opuscule, et que ceux qui le liront soient forcés d'avouer, avec bienveillance toutefois, que le peu de réflexions thérapeutiques qu'il renferme *ne sont point des paroles mais des vérités.*

P. S. Qu'il me soit permis d'ajouter à la suite de ces quelques pages, et toujours en faveur de la station de Saint-Mart, deux mots sur les eaux des Roches.

Ces eaux, situées dans un jardin magnifique, à un kilomètre de Royat, sont très-connues et très-fréquentées dans le pays. Elles rendent tous les jours d'éminents services à une multitude de jeunes personnes chlorotiques, et rétablissent une foule d'estomacs débilités.

FIN.

Clermont-Ferrand, typographie Mont Louis.